Die Wissenschaft der Neuroplastizität

Neuroplastizität und Erholung: Wie sich Ihr Gehirn nach einem Trauma oder einem Schlaganfall selbst repariert

Von Joe Correa

Veröffentlicht von Live Stronger Faster

Erste Ausgabe

Inhaltsverzeichnis

Einleitung

Das menschliche Gehirn wird oft als die komplexeste Struktur im Universum beschrieben. Jahrzehntelang glaubten Wissenschaftler, dass eine Erholung unmöglich sei, sobald Gehirnzellen beschädigt oder zerstört wurden. Den Menschen wurde gesagt, dass Schlaganfälle, traumatische Hirnverletzungen oder neurologische Erkrankungen dauerhafte Schäden hinterlassen. Doch die moderne Neurowissenschaft hat etwas Außergewöhnliches entdeckt: Das Gehirn ist nicht festgelegt, sondern anpassungsfähig. Diese Fähigkeit, die als Neuroplastizität bekannt ist, ermöglicht es dem Gehirn, sich neu zu organisieren, neue Verbindungen zu bilden und sogar Funktionen an Bereiche zu übertragen, die ursprünglich nicht dafür verantwortlich waren. Was einst als dauerhafter Verlust galt, wird heute als Ausgangspunkt für Wachstum und Reparatur verstanden. Neuroplastizität ist nicht nur ein wissenschaftliches Konzept – sie ist auch eine Botschaft der Hoffnung.

Jedes Jahr erleiden Millionen von Menschen weltweit Schlaganfälle, Hirnverletzungen oder Traumata, die ihr Leben tiefgreifend verändern. Familien haben Schwierigkeiten, sich an die neue Situation anzupassen, und Betroffene stehen oft vor der gewaltigen Aufgabe, grundlegende Fähigkeiten neu zu erlernen – sprechen, gehen, sich erinnern oder sogar lächeln.

Dieser Weg kann sich einsam und überwältigend anfühlen. Diese Serie wurde als umfassender Leitfaden für Überlebende, Angehörige und alle entwickelt, die die heilende Kraft des Gehirns verstehen möchten. Sie vereint die neuesten wissenschaftlichen Erkenntnisse, bewährte Strategien zur Genesung und Geschichten aus dem echten Leben in einer strukturierten Ressource. Egal, ob Sie gerade mit der Genesung beginnen, einen geliebten Menschen unterstützen oder einfach neugierig auf die Widerstandsfähigkeit des Gehirns sind – dieses Bundle bietet Ihnen sowohl Wissen als auch praktische Werkzeuge.

Was Neuroplastizität für die Genesung bedeutet

Um die Bedeutung der Neuroplastizität zu verstehen, stellen Sie sich ein Straßennetz vor, bei dem eine Brücke eingestürzt ist. Für eine Zeit kann der Verkehr zum Stillstand kommen, doch nach und nach werden Umleitungen gebaut, neue Wege entdeckt und die Bewegung setzt wieder ein. Das Gehirn funktioniert auf ähnliche Weise. Wenn ein Bereich verletzt wird, können umliegende Regionen verlorene Funktionen übernehmen. Neuronen bilden neue Verbindungen, und durch Wiederholung und Anstrengung werden diese Verbindungen stärker. Deshalb kann ein Schlaganfallüberlebender lernen, wieder zu gehen oder zu sprechen – sogar Jahre nach der Verletzung. Neuroplastizität zeigt, dass Heilung nicht bedeutet, zu dem zurückzukehren, was verloren ging, sondern neue Wege für das zu schaffen, was möglich ist.

Eine Reise der Hoffnung und Erneuerung

Die Genesung nach einem Trauma oder Schlaganfall ist niemals einfach. Sie erfordert Geduld, Anstrengung und Widerstandskraft. Doch die Tatsache, dass sich das Gehirn anpassen kann, gibt jedem Betroffenen einen Grund, weiterzumachen. Der Weg mag langsam sein, doch jede kleine Verbesserung – ein gesprochenes Wort, eine gehobene Hand, eine wiedergewonnene Erinnerung – ist ein Beweis dafür, dass Heilung stattfindet. Dieses Bundle ist eine Einladung, an die Fähigkeit Ihres Gehirns zur Genesung zu glauben und aktiv an diesem Prozess mitzuwirken. Das Ziel ist nicht nur das Überleben, sondern die Erneuerung: die Chance, wieder ein erfülltes Leben zu führen, vielleicht mit einer noch tieferen Wertschätzung für die Stärke des menschlichen Geistes und die bemerkenswerte Anpassungsfähigkeit des Gehirns.

Kapitel 1: Die Grundlagen der Neuroplastizität verstehen

Neuroplastizität ist die bemerkenswerte Fähigkeit des Gehirns, sich während des gesamten Lebens zu verändern, anzupassen und neu zu organisieren. Viele Jahre lang glaubten Wissenschaftler, dass das Gehirn nach der Kindheit weitgehend festgelegt sei und nur eine geringe Fähigkeit zu Wachstum oder Erholung besitze. Diese Vorstellung wurde inzwischen widerlegt. Die moderne Neurowissenschaft hat bewiesen, dass das Gehirn flexibel bleibt und in der Lage ist, neue neuronale Verbindungen aufzubauen und bestehende zu verändern – als Reaktion auf Erfahrungen, Lernen und Verletzungen. Diese Entdeckung hat die Art und Weise, wie wir Traumata, Schlaganfall-Rehabilitation und lebenslanges Lernen betrachten, grundlegend verändert.

Die Funktionsweise der Neuroplastizität lässt sich mit dem Aufbau und der Pflege eines Straßennetzes vergleichen. Neuronen, die Kommunikationszellen des Gehirns, bilden Verbindungen über Bahnen, die wie Autobahnen für Informationen wirken. Wenn Sie eine Fähigkeit üben oder ein bestimmtes Denkmuster wiederholen, ist es so, als würde mehr Verkehr über diese Straßen fließen, wodurch sie stärker und effizienter werden. Werden Verbindungen hingegen selten genutzt, verblassen sie – ähnlich wie verlassene Wege, die langsam von Unkraut überwuchert werden. Dieses Prinzip erklärt, warum Wiederholung und Übung im Zentrum von Lernen und Genesung stehen und warum Veränderung in jedem Alter möglich ist.

Es gibt verschiedene Formen der Neuroplastizität, die jeweils eine Rolle bei Anpassung und Heilung spielen. **Strukturelle Plastizität** beschreibt die Fähigkeit des Gehirns, seine „Verdrahtung" physisch zu verändern, indem neue Synapsen wachsen und sich neuronale Regionen neu organisieren. **Funktionelle Plastizität** hingegen beschreibt, wie das Gehirn Aktivität von einer geschädigten Region auf eine andere, gesunde Region verlagert. **Synaptische Plastizität** bezieht sich auf die Verstärkung oder Abschwächung von Signalen zwischen Neuronen, wodurch Lernen und Gedächtnis möglich werden. **Kompensatorische Plastizität** erlaubt es dem Gehirn, alternative Strategien zu entwickeln, um dieselbe Aufgabe auszuführen, wenn traditionelle neuronale Wege beschädigt sind. Gemeinsam bilden diese Formen die Grundlage für Genesung und Wachstum.

Die Bedeutung von Wiederholung für die Formung des Gehirns kann kaum überschätzt werden. Jedes Mal, wenn Sie eine Handlung wiederholen oder eine Fähigkeit üben, stärken Sie die dazugehörigen neuronalen Bahnen. Deshalb beinhaltet die Rehabilitation nach einem Schlaganfall oder Trauma konsequente, wiederholte Übungen. Eine Person, die das Sprechen neu erlernt, wiederholt möglicherweise einzelne Wörter Hunderte von Malen; jemand, der seine Beweglichkeit zurückgewinnen möchte, übt täglich kleine Schritte. So wie Gewichtheben Muskeln aufbaut, stärkt Wiederholung neuronale Schaltkreise. Ohne sie verlangsamt sich die Genesung – mit Ausdauer jedoch summieren sich Verbesserungen im Laufe der Zeit.

Auch die Umgebung eines Menschen hat großen Einfluss auf die Neuroplastizität. Eine stimulierende, unterstützende und bereichernde Umgebung fördert die Anpassungsfähigkeit des Gehirns. Soziale Interaktionen, Problemlösungsaufgaben, Musik, Kunst und neue Herausforderungen aktivieren und stärken neuronale Verbindungen. Im Gegensatz dazu können Umgebungen mit wenig Stimulation den Fortschritt begrenzen. Pflegepersonen und Familienmitglieder sollten erkennen, dass ihre Ermutigung, Geduld und aktive Beteiligung nicht nur emotionale Unterstützung sind – sie sind biologische Werkzeuge, die die Erholung des Gehirns mitgestalten.

Für Menschen, die sich von einem Trauma oder Schlaganfall erholen, bietet die Neuroplastizität Hoffnung, wo früher Verzweiflung herrschte. Sie zeigt, dass Heilung nicht mit dem bloßen Überleben endet. Das Gehirn ist dynamisch und reagiert ständig auf Reize und Anstrengung. Rehabilitationsübungen, Therapiesitzungen und tägliche Praxis sind nicht nur Routinen – sie sind Chancen, das Gehirn neu zu vernetzen. Selbst Jahre nach einer Verletzung ist Fortschritt noch möglich, weil die Fähigkeit zur Veränderung niemals vollständig verschwindet. Das Verständnis der Neuroplastizität erinnert uns daran, dass das Gehirn kein statisches Organ ist, sondern ein lebendiges, anpassungsfähiges System, das neue Anfänge schaffen kann.

Daniels Geschichte vom Aufwachen

Als Daniel nach seinem Schlaganfall zum ersten Mal wieder aufwachte, fühlte sich die Welt fremd an. Seine rechte Hand wollte sich nicht bewegen, und Worte, die früher mühelos flossen, blieben in seinem Hals stecken. Er war ein selbstbewusster Anwalt gewesen, ein Mann, dessen Leben sich um Präzision und Sprache drehte – und nun schien sogar das Bilden eines einfachen Satzes unmöglich. Er fürchtete, niemals wieder der Mensch zu werden, der er einmal gewesen war. Die Ärzte erklärten ihm, dass ein Teil seines Gehirns beschädigt worden sei, stellten ihm jedoch auch ein Konzept vor, von dem er noch nie gehört hatte: Neuroplastizität. Sein Gehirn, sagten sie, besitze immer noch die Fähigkeit, sich zu verändern.

Anfangs erschien ihm diese Idee unrealistisch. Daniel konnte sich kaum vorstellen, wie ein verletztes Gehirn sich selbst reparieren sollte. Doch sein Therapeut versicherte ihm, dass sein Gehirn nicht irreparabel beschädigt sei – es sei anpassungsfähig. Jeder Versuch, sich zu bewegen, zu sprechen oder sich zu erinnern, so klein er auch sein mochte, sende ein Signal an das Gehirn, neue Verbindungen zu bilden. Der Therapeut verglich es mit dem Anlegen eines Pfades durch einen Wald: Je öfter man denselben Weg geht, desto deutlicher wird er. Daniel erkannte, dass seine Genesung nicht auf Wundern beruhen würde, sondern auf Wiederholung und Ausdauer.

Die ersten Tage waren voller Frustration. Er versuchte, einfache Wörter zu sagen, doch sie klangen undeutlich. Er versuchte, eine Tasse zu greifen, doch sie glitt ihm aus der Hand. Trotzdem ermutigte ihn sein Therapeut, weiterzumachen, und erinnerte ihn daran, dass selbst misslungene Versuche sein Gehirn trainierten. Jeder Versuch war ein Signal. Langsam zeigten sich Fortschritte. Eines Morgens gelang es ihm, sein Hemd ohne Hilfe zuzuknöpfen. An einem anderen Tag sprach er einen ganzen Satz, ohne zu stolpern. Für andere mögen diese Erfolge klein gewesen sein, doch für Daniel waren sie Meilensteine – Beweise dafür, dass sich sein Gehirn veränderte.

Seine Familie spielte eine entscheidende Rolle bei seinen Fortschritten. Seine Frau füllte ihr Zuhause mit Erinnerungen an das Leben, das er liebte: Fotos von ihren Reisen, Musik, zu der sie früher getanzt hatten, Bücher, die Gespräche anregten. Seine Kinder ermutigten ihn zum Üben, indem sie ihn baten, laut vorzulesen, auch wenn die Worte langsam kamen. Diese Momente erfüllten seine Umgebung mit Stimulation und gaben seinem Gehirn unzählige Möglichkeiten, sich anzupassen. Daniel erkannte, dass Genesung nicht nur während der Therapiesitzungen stattfand, sondern in jeder Interaktion, jeder Herausforderung und jedem Versuch, sich zu verbinden.

Monate vergingen, und Daniels Fortschritte wurden immer sichtbarer. Er gewann genug Beweglichkeit zurück, um kurze Notizen zu schreiben, und seine Sprache wurde klarer. Er entdeckte, dass Neuroplastizität keine Theorie war – sie geschah jeden Tag in seinem Inneren. Sein Gehirn organisierte sich neu, verlagerte Funktionen in gesündere Bereiche und stärkte mit jeder Wiederholung neue Verbindungen. Er maß seinen Fortschritt nicht länger an dem, was er verloren hatte, sondern an dem, was er zurückgewann.

Rückblickend verstand Daniel, dass sein Schlaganfall ihn gezwungen hatte, das Gehirn in einem neuen Licht zu sehen. Es war nicht zerbrechlich, sondern widerstandsfähig; nicht festgelegt, sondern anpassungsfähig. Er erkannte, dass seine Identität nicht verloren gegangen war – sie wurde zusammen mit seinem Gehirn neu geformt. Die Genesung war mehr geworden als bloßes Überleben – sie war eine Reise der Erneuerung. Wenn er mit anderen Betroffenen sprach, erzählte er seine Geschichte und erinnerte sie daran, dass Neuroplastizität nicht nur Wissenschaft ist. Sie ist Hoffnung, verwoben in die Struktur ihres Geistes.

Kapitel 2: Die Wissenschaft der Neuronen und Synapsen

Das Gehirn basiert auf spezialisierten Zellen, die Neuronen genannt werden und dafür verantwortlich sind, Informationen im gesamten Nervensystem zu übertragen. Jedes Neuron besteht aus einem Zellkörper, der den Zellkern enthält, verzweigten Dendriten, die eingehende Signale empfangen, und einem langen Axon, das Signale weiterleitet. Zusammen bilden sie komplexe Kommunikationsnetzwerke, die alles steuern – von Bewegung und Sprache bis hin zu Erinnerung und Vorstellungskraft. Ohne Neuronen könnte sich das Gehirn nicht durch Neuroplastizität anpassen, denn es sind ihre Verbindungen, die sich als Reaktion auf Erfahrungen verändern und wachsen.

Die Kommunikation zwischen Neuronen findet an Verbindungsstellen statt, die Synapsen genannt werden. Eine Synapse ist ein winziger Spalt, in dem ein elektrisches Signal, das entlang des Axons eines Neurons läuft, die Freisetzung chemischer Stoffe auslöst, die Neurotransmitter genannt werden. Diese Moleküle überqueren den Spalt und binden an Rezeptoren auf den Dendriten des nächsten Neurons, wodurch ein neuer elektrischer Impuls ausgelöst wird. Diese Kettenreaktion wiederholt sich ununterbrochen und bildet die

Grundlage für Denken und Handeln. Die Stärke dieser Synapsen ist nicht festgelegt; sie kann durch Nutzung effizienter werden oder ohne Nutzung verblassen. Diese Fähigkeit, sich im Laufe der Zeit zu verstärken oder abzuschwächen, wird synaptische Plastizität genannt und steht im Zentrum von Lernen und Genesung.

Verschiedene Neurotransmitter erfüllen unterschiedliche Funktionen, und jeder spielt eine Rolle bei der Neuroplastizität. Dopamin verstärkt Lernen und Motivation, indem es das Gehirn für erfolgreiche Handlungen belohnt. Serotonin reguliert die Stimmung und stabilisiert Emotionen, wodurch die Genesung weniger überwältigend wird. Glutamat ist der wichtigste Neurotransmitter für Lernen und Gedächtnis, während GABA überaktive neuronale Signale beruhigt. Acetylcholin schärft die Aufmerksamkeit und unterstützt das Gedächtnis. Wenn diese chemischen Botenstoffe im Gleichgewicht sind, ist das Gehirn optimal auf Heilung und Wachstum vorbereitet. Sind sie jedoch im Ungleichgewicht, können Herausforderungen wie Depressionen, Müdigkeit oder eine verlangsamte Genesung auftreten.

Einer der stärksten Prozesse im Gehirn ist die sogenannte Langzeitpotenzierung (Long-Term Potentiation, LTP). Sie tritt auf, wenn eine Synapse wiederholt stimuliert wird, wodurch die Kommunikation zwischen Neuronen schneller und zuverlässiger wird. Stellen Sie sich vor, Sie üben während einer Sprachtherapie immer wieder dasselbe Wort. Jede Wiederholung stärkt den neuronalen Weg, und schließlich wird das Abrufen des Wortes mühelos. LTP gilt als zelluläre Grundlage von Gedächtnis und Lernen. Sie zeigt, warum Beständigkeit in der Rehabilitation so wichtig ist und warum Fortschritt im Laufe der Zeit durch kontinuierliche Anstrengung entsteht.

Neuroplastizität hängt auch von einem Prozess ab, der als „Pruning“ bezeichnet wird, bei dem das Gehirn Verbindungen entfernt, die nicht mehr nützlich sind. So wie ein Gärtner Äste beschneidet, damit ein Baum stärker wachsen kann, verfeinert das Gehirn seine Netzwerke, um effizienter zu funktionieren. Das bedeutet, dass Wiederholung nicht nur wichtige Wege stärkt, sondern dem Gehirn auch erlaubt, schwache oder unnötige Verbindungen zu entfernen. In der Genesung kann dieser Prozess zwei Seiten haben: Regelmäßiges Üben führt zu stärkerer Erholung, während Vernachlässigung dazu führen kann, dass Fähigkeiten wieder verloren gehen.

Das Verständnis von Neuronen und Synapsen bietet mehr als nur wissenschaftliches Wissen – es gibt Überlebenden von Traumata oder Schlaganfällen praktische Einblicke, warum Genesung Anstrengung und Ausdauer erfordert. Jede

Therapieübung, jeder wiederholte Bewegungsversuch und jedes geübte Wort ist nicht umsonst. Jeder dieser Versuche signalisiert den Neuronen zu feuern, Neurotransmitter freizusetzen und Synapsen zu stärken. Dieser Prozess zeigt, dass Heilung nicht dem Zufall überlassen ist, sondern biologischen Prinzipien folgt. Durch tägliche Übung übernehmen Patienten aktiv die Kontrolle über ihre Genesung und leiten ihre Neuronen dazu an, die Verbindungen aufzubauen, die sie für ein erfüllteres Leben benötigen.

Emilys Gehirnerschütterung

Als Emily nach einer schweren Gehirnerschütterung im Krankenhaus aufwachte, fühlte sich ihr Geist benebelt und getrennt von der Welt an. Es fiel ihr schwer, Gesprächen zu folgen, und sie vergaß oft, was jemand nur wenige Minuten zuvor gesagt hatte. Die Ärzte erklärten ihr, dass ihre Neuronen durch die Verletzung erschüttert worden seien, doch sie erklärten auch, dass ihr Gehirn nicht dauerhaft beschädigt sei. Sie sagten ihr, dass sich Neuronen und Synapsen anpassen und neu aufbauen können und dass ihre Aufgabe darin bestehen würde, ihnen durch Übung und Geduld die richtigen Signale zu geben.

In ihren ersten Therapiesitzungen arbeitete Emily mit einfachen Gedächtnisübungen. Sie betrachtete eine Reihe von

Bildern und versuchte anschließend, sich an sie zu erinnern. Anfangs war es entmutigend; sie konnte sich kaum an zwei oder drei Bilder erinnern. Ihr Therapeut erinnerte sie daran, dass jeder Versuch wie ein Muskeltraining sei. Die Neuronen benötigten Wiederholung, um ihre Verbindungen zu stärken. Obwohl sie an sich zweifelte, beschloss Emily weiterzumachen und hielt an der Vorstellung fest, dass ihr Gehirn mehr leisten konnte, als sie in diesem Moment sehen konnte.

Mit der Zeit bemerkte sie kleine Verbesserungen. Sie konnte sich längere Listen merken und Gespräche führen, ohne den Faden zu verlieren. Was sie nicht wusste, war, dass die Langzeitpotenzierung bereits wirkte. Jedes Mal, wenn sie übte, feuerten ihre Neuronen in denselben Mustern und setzten Neurotransmitter frei, die diese Wege effizienter machten. Ihr Gehirn verdrahtete sich buchstäblich neu, und der Nebel begann sich langsam zu lichten.

Ihr Therapeut begann, emotionale Hinweise in die Übungen einzubauen, zum Beispiel indem er sie bat, Wörter zu erinnern, die mit glücklichen Erinnerungen verbunden waren. Wenn Emily ein Foto ihres Hundes aus der Kindheit sah, erinnerte sie sich nicht nur an das Wort „Hund“, sondern auch an den Geruch des Strandes, an dem sie früher gespielt hatten. Diese emotionalen Auslöser setzten Dopamin und Serotonin frei und stärkten ihre Synapsen noch weiter. Sie entdeckte, dass Genesung nicht nur aus Übung bestand, sondern auch darin, Bedeutung in dem zu finden, was sie übte.

Monate später erreichte Emily einen Meilenstein. Sie saß mit ihrer besten Freundin zusammen und erzählte die Details einer Geschichte, die sie beide Jahre zuvor erlebt hatten. Die Augen ihrer Freundin füllten sich mit Tränen, als sie zuhörte und erkannte, wie weit Emily seit jenen ersten Tagen gekommen war, in denen sie kaum einen einzigen Satz erinnern konnte. Emily wurde klar, dass jede frustrierende Übung und jeder wiederholte Versuch neue Wege in ihrem Gehirn geschaffen hatten. Die Anstrengung hatte sich gelohnt.

Rückblickend verstand Emily, dass Neuronen und Synapsen nicht nur wissenschaftliche Begriffe waren – sie waren das Fundament ihrer Genesung. Sie hatte selbst erlebt, wie sie sich anpassen, wachsen und stärker werden, wenn sie die richtigen Signale erhalten. Ihre Geschichte wurde zu einer Quelle der Ermutigung für andere Menschen mit ähnlichen Herausforderungen. Oft sagte sie zu ihnen: „Dein Gehirn hört immer zu. Jeder Versuch, den du machst, ist eine Botschaft an deine Neuronen, weiter aufzubauen. Hör nicht auf, diese Signale zu senden."

Kapitel 3: Strukturelle vs. funktionelle Plastizität

Neuroplastizität zeigt sich auf mehr als eine Weise. Die zwei am häufigsten untersuchten Formen sind die strukturelle Plastizität und die funktionelle Plastizität. Strukturelle Plastizität bezeichnet die Fähigkeit des Gehirns, seine Verdrahtung physisch zu verändern. Dazu gehört das Wachstum neuer Dendriten, die Bildung neuer Synapsen und sogar die Umorganisation der grauen Substanz als Reaktion auf Erfahrungen oder Verletzungen. Funktionelle Plastizität hingegen beschreibt die Fähigkeit des Gehirns, Aufgaben von beschädigten Bereichen auf gesündere Regionen zu verlagern. Beide Prozesse arbeiten zusammen und machen die Genesung nach einem Trauma oder Schlaganfall möglich.

Strukturelle Plastizität kann man sich wie Bauarbeiten auf zellulärer Ebene vorstellen. Wenn Sie eine neue Fähigkeit üben oder eine therapeutische Übung wiederholen, beginnt das Gehirn, neue Verbindungen aufzubauen, um diese Aktivität zu unterstützen. Mit der Zeit werden diese neuen Wege stärker und effizienter, sodass die Fähigkeit mit weniger Aufwand ausgeführt werden kann. Gehirnscans von Menschen, die zum Beispiel ein Instrument lernen, zeigen messbare Zunahmen der Dichte der grauen Substanz in

Bereichen, die mit motorischer Kontrolle und auditiver Verarbeitung verbunden sind. Dieser physische Umbau zeigt, dass Erfahrungen sichtbare Spuren im Gehirn hinterlassen.

Funktionelle Plastizität funktioniert anders. Anstatt neue Strukturen aufzubauen, weist sie Aufgaben neu zu, wenn bestimmte Regionen sie nicht mehr ausführen können. Wenn eine Verletzung beispielsweise die linke Gehirnhälfte beschädigt, in der Sprache normalerweise verarbeitet wird, kann die rechte Gehirnhälfte einen Teil dieser Funktion übernehmen. Diese Neuverteilung stellt die Fähigkeiten möglicherweise nicht genau so wieder her wie zuvor, bietet jedoch einen Weg, die Selbstständigkeit zurückzugewinnen. Funktionelle Plastizität ist besonders in den frühen Phasen der Genesung wichtig, wenn das Gehirn nach alternativen Wegen sucht, um beschädigte Bereiche zu umgehen.

Moderne Bildgebungstechniken wie die funktionelle Magnetresonanztomographie (fMRT) haben uns ein klareres Bild dieser Prozesse gegeben. Forscher können heute beobachten, wie sich die Gehirnaktivität nach einer Verletzung verlagert – oft in Regionen, die zuvor nicht für bestimmte Aufgaben verantwortlich waren. Bei Schlaganfallüberlebenden wurde beispielsweise eine erhöhte Aktivität in der unbeschädigten Gehirnhälfte festgestellt, während sie wieder lernen zu sprechen oder sich zu bewegen. Diese Aufnahmen liefern den Beweis, dass das Gehirn nicht statisch, sondern dynamisch ist und ständig nach Lösungen sucht.

Rehabilitationsstrategien zielen häufig sowohl auf strukturelle als auch auf funktionelle Plastizität ab. Die Wiederholung von Bewegungen oder Wörtern ermutigt das Gehirn, neuronale Wege physisch zu stärken, während Problemlösungsaufgaben und adaptive Übungen das Gehirn herausfordern, Aufgaben an andere Regionen zu übertragen. Deshalb sind Therapien so gestaltet, dass sie sowohl wiederholend als auch abwechslungsreich sind. Sie liefern die notwendige Stimulation, um neue Strukturen aufzubauen, während sie gleichzeitig das Gehirn dazu anregen, verschiedene Lösungen auszuprobieren.

Das Verständnis des Unterschieds zwischen struktureller und funktioneller Plastizität ist entscheidend, um realistische Erwartungen während der Genesung zu entwickeln. Strukturelle Veränderungen benötigen Zeit, weil sie physisches Wachstum und Umstrukturierung beinhalten, während funktionelle Veränderungen schneller auftreten können, aber Fähigkeiten möglicherweise nicht vollständig in ihren ursprünglichen Zustand zurückbringen. Beide sind jedoch essenziell. Gemeinsam erklären sie, warum Fortschritte oft ungleichmäßig verlaufen, mit plötzlichen Durchbrüchen, gefolgt von langsameren Phasen. Dieses Gleichgewicht zu erkennen hilft Patienten und Pflegepersonen zu verstehen, dass jede Anstrengung zur bemerkenswerten Anpassungsfähigkeit des Gehirns beiträgt.

Schlaganfall mit 62

Als Samuel mit zweiundsechzig Jahren einen Schlaganfall erlitt, fürchtete er, dass seine Karriere als Maler vorbei sei. Seine rechte Hand zitterte unkontrolliert, und der Pinsel, der sich einst wie eine Verlängerung seines Körpers angefühlt hatte, rutschte nun hilflos aus seinem Griff. Seine Ärzte erklärten ihm, dass der Schlaganfall Bereiche seines Gehirns beschädigt hatte, die für feinmotorische Fähigkeiten verantwortlich waren. Doch sein Therapeut erinnerte ihn daran, dass sein Gehirn immer noch die Fähigkeit besaß, sich anzupassen – nicht nur durch das Wachstum neuer Wege, sondern auch durch das Verlagern von Funktionen auf gesündere Bereiche.

Zunächst versuchte Samuel, mit seiner verletzten Hand zu üben und sie unbeholfen über das Papier zu bewegen. Die Linien waren zittrig, und Frustration drohte ihn zu überwältigen. Doch jede kleine Anstrengung stimulierte die strukturelle Plastizität. Auch wenn er es nicht sehen konnte, begann sein Gehirn bereits, neue Verbindungen zu bilden und winzige Netzwerke zu entwickeln, die schließlich eine bessere

Kontrolle ermöglichen würden. Sein Therapeut ermutigte ihn, die Bewegungen weiter zu wiederholen, und erinnerte ihn daran, dass jeder Versuch den Grundstein für die Genesung legte.

Gleichzeitig entdeckte Samuel etwas Unerwartetes. Als er einen Pinsel mit seiner linken Hand aufhob, konnte er einfache Skizzen anfertigen. Sie waren nicht so präzise wie seine früheren Werke, doch sie besaßen einen eigenen Stil. Sein Therapeut erklärte ihm, dass dies funktionelle Plastizität in Aktion sei. Sein Gehirn verlagerte die künstlerische Kontrolle auf seine nicht-dominante Hand, sodass er sich weiterhin ausdrücken konnte, während seine rechte Hand heilte. Es war kein Ersatz, aber eine Brücke, die ihm Hoffnung gab.

Wochen wurden zu Monaten, und Samuels Gehirnscans zeigten eine erhöhte Aktivität in Bereichen seines Gehirns, die vor dem Schlaganfall nicht am Malen beteiligt gewesen waren. Seine Familie war erstaunt, als er sein erstes vollständiges Gemälde fertigstellte – ein lebhaftes abstraktes Werk, das mit beiden Händen geschaffen wurde. Das Bild unterschied sich von seinem früheren Stil – mutiger, weniger detailreich – doch es trug eine Tiefe in sich, die seine Reise widerspiegelte. Sein Gehirn lernte, strukturelles Wachstum und funktionelle

Neuverteilung zu kombinieren, um seine künstlerische Ausdruckskraft zurückzugewinnen.

Dieser Durchbruch gab Samuel neue Energie. Jeden Tag übte er stundenlang, wiederholte grundlegende Pinselstriche mit seiner rechten Hand und experimentierte gleichzeitig mit neuen Techniken mit seiner linken. Langsam verbesserte sich seine Kontrolle. Sein Therapeut erklärte, dass die strukturelle Plastizität die Verbindungen seiner rechten Hand stärkte, während die funktionelle Plastizität weiterhin Unterstützung aus anderen Regionen bot. Diese Kombination gab ihm mehr Unabhängigkeit, als er jemals erwartet hatte.

Jahre später begann Samuel, Kunstkurse für andere Schlaganfallüberlebende zu unterrichten. Er nutzte seine Geschichte als Beweis dafür, dass Genesung nicht bedeutet, zu dem zurückzukehren, der man einmal war, sondern neue Möglichkeiten zu entdecken. Er sagte seinen Schülern, dass das Gehirn sowohl ein Baumeister als auch ein Anpassungskünstler sei – fähig, neue Strukturen zu schaffen und alte Funktionen neu zu verteilen. „Deine Kunst mag anders aussehen", sagte er, „aber das bedeutet nicht, dass sie weniger wert ist. Es bedeutet, dass dein Gehirn immer noch gemeinsam mit dir erschafft." Seine Geschichte wurde zu einem lebendigen Beispiel dafür, wie strukturelle und funktionelle Plastizität wirken und andere dazu inspirieren können, an ihre eigene Genesung zu glauben.

Kapitel 4: Die Rolle von Wiederholung und Übung

Wiederholung ist eine der stärksten Kräfte, die Neuroplastizität antreiben. Jedes Mal, wenn Sie eine Handlung wiederholen – sei es das Heben einer Hand, das Aussprechen eines Wortes oder das Üben einer Bewegung – senden Sie Signale entlang bestimmter neuronaler Bahnen. Diese Signale wirken wie Fußspuren auf einem Pfad. Je öfter Sie den Pfad gehen, desto klarer wird er, bis er schließlich zu einer gut ausgebauten Straße wird. Im Gehirn bedeutet dies, dass der Weg schneller, stärker und effizienter wird. Ohne Wiederholung bleiben neuronale Verbindungen schwach, doch durch Übung gewinnen sie an Stärke und Stabilität.

Das Prinzip hinter Wiederholung wird oft mit dem Satz zusammengefasst: „Neuronen, die gemeinsam feuern, verbinden sich miteinander." Wenn Neuronen gleichzeitig aktiviert werden, werden ihre Verbindungen stärker synchronisiert. Mit der Zeit machen diese wiederholten Aktivierungen es für das Gehirn einfacher, eine Handlung oder Erinnerung abzurufen. Dies erklärt, warum Fähigkeiten, die häufig geübt werden, automatisch werden – etwa das Binden von Schuhen oder das Fahrradfahren. Für Menschen in der

Genesung erklärt es auch, warum konsequentes Üben entscheidend ist, um verlorene Fähigkeiten wiederzuerlangen.

Damit Wiederholung die größte Wirkung entfalten kann, muss sie bewusst erfolgen. Passive Aktivitäten, wie etwa Zuhören ohne aktive Beteiligung, bauen Verbindungen nicht auf dieselbe Weise auf. Bewusstes Üben erfordert konzentrierte Aufmerksamkeit, Anstrengung und Rückmeldung. Eine Person, die beispielsweise ihre Sprache nach einer Verletzung wieder trainiert, profitiert mehr davon, Wörter mit Fokus auf die Aussprache zu wiederholen, als nur beiläufig Gespräche zu führen. In diesem Sinne ist die Qualität der Übung genauso wichtig wie die Menge, wenn es darum geht, das Gehirn neu zu vernetzen.

Die Wirkung von Wiederholung geht über Bewegung und Sprache hinaus. Auch Gedächtnis, Entscheidungsfähigkeit und emotionale Regulation werden durch wiederholte Praxis gestärkt. Übungen wie das Erinnern an tägliche Ereignisse, das Praktizieren von Dankbarkeit oder Achtsamkeit stärken neuronale Netzwerke, die die mentale Gesundheit und Widerstandsfähigkeit unterstützen. Dies zeigt, dass Wiederholung nicht nur für die körperliche Genesung wichtig ist, sondern ebenso für kognitive und emotionale Heilung.

Wiederholung spielt auch eine Rolle beim sogenannten „Pruning“, dem Prozess, bei dem das Gehirn Verbindungen entfernt, die nicht mehr nützlich sind. Während nützliche neuronale Wege durch Wiederholung stärker werden, werden Wege, die nicht genutzt werden, allmählich schwächer und verschwinden schließlich. Dieser doppelte Prozess hilft dem Gehirn, effizienter zu werden, indem es seine Energie auf Fähigkeiten konzentriert, die aktiv genutzt werden. In der Rehabilitation bedeutet dies, dass konsequente Übung nicht nur die Genesung stärkt, sondern auch Rückschritte verhindert, indem wichtige neuronale Wege aktiv bleiben.

Der vielleicht inspirierendste Aspekt der Wiederholung ist, dass Fortschritt sich mit der Zeit verstärkt. Frühe Versuche können frustrierend und unproduktiv erscheinen, doch jede Anstrengung trägt dazu bei, das Fundament für zukünftigen Erfolg zu schaffen. Verbesserungen mögen zunächst unsichtbar erscheinen, doch sie sammeln sich an, bis schließlich Durchbrüche stattfinden. Diese Wahrheit erinnert Patienten und Pflegepersonen daran, dass Ausdauer wichtiger ist als Perfektion. Jede kleine Wiederholung ist eine Investition in die Fähigkeit des Gehirns, sich zu verändern – und eröffnet Möglichkeiten, die im Moment vielleicht noch unmöglich erscheinen.

Olivias Sprachtherapie

Als Olivia nach ihrem Schlaganfall mit der Sprachtherapie begann, konnte sie nur wenige Laute hervorbringen. Worte schienen in ihrem Kopf gefangen zu sein, unerreichbar, egal wie sehr sie es versuchte. Ihr Therapeut reichte ihr eine Karte mit dem Wort „Sonne“ darauf und ermutigte sie, es zu wiederholen. Der erste Versuch klang undeutlich. Sie versuchte es erneut, ihre Stimme angespannt und ungleichmäßig. Beim zehnten Versuch wollte sie aufgeben, doch ihr Therapeut erinnerte sie daran, dass jeder Versuch ihrem Gehirn half, den Weg vom Gedanken zum gesprochenen Wort neu zu lernen.

Die ersten Tage waren entmutigend. Die Fortschritte waren so langsam, dass Olivia oft daran zweifelte, ob sie ihre Stimme jemals wieder vollständig zurückerlangen würde. Dennoch kehrte sie immer wieder zu denselben Übungen zurück: Wörter wiederholen, Sätze bilden und Laute vor einem Spiegel üben. Tag für Tag ging sie denselben mentalen Weg, ohne zu merken, dass ihre Neuronen sich mit jeder Wiederholung stärker miteinander verbanden.

Eines Nachmittags, mehrere Wochen nach Beginn der Therapie, überraschte Olivia sich selbst. Sie las eine Liste von Wörtern und stellte fest, dass sie klarer ausgesprochen wurden als zuvor. Die Verbesserung war nicht dramatisch, aber sie war eindeutig. Ihr Therapeut erklärte ihr, dass die Wiederholung die Verbindungen zwischen den an der Sprache beteiligten Neuronen gestärkt hatte. Olivia hatte jeden Tag Samen gepflanzt – und nun begannen sie zu wachsen.

Ermutigt begann sie, auch außerhalb der Therapie zu üben. Sie beschriftete Gegenstände in ihrer Küche und sprach ihre Namen laut aus, wann immer sie sie sah. Sie las ihrer Enkelin kurze Geschichten vor, kämpfte sich durch die Sätze, aber weigerte sich aufzugeben. Jeder Versuch war wie ein Training für ihr Gehirn, und langsam begann sich der Nebel zu lichten. Ihre Familie bemerkte die Veränderungen und feierte jeden Fortschritt mit ihr, egal wie klein er auch war.

Monate später hielt Olivia eine kleine Rede auf der Geburtstagsfeier ihrer Tochter. Ihre Stimme war nicht mehr so fließend wie früher, doch sie sprach in vollständigen Sätzen – klar genug, damit jeder sie verstehen konnte. Tränen füllten ihre Augen, als sie ihr Glas hob. Die Wiederholung, die sich einst wie ein endloser Kampf angefühlt hatte, hatte das Fundament für diesen Moment geschaffen. Sie erkannte, dass jeder Versuch, jedes einzelne Wort, das sie allein geübt hatte, den Weg zu ihrer Genesung geebnet hatte.

Rückblickend verstand Olivia, dass die Wiederholung ihr mehr gegeben hatte als nur ihre Sprache – sie hatte ihr Geduld, Disziplin und Hoffnung geschenkt. Ihre Reise lehrte sie, dass

Fortschritt nicht durch plötzliche Sprünge entsteht, sondern durch stetige Schritte, die immer wieder wiederholt werden. Sie begann, andere Menschen in der Genesung zu unterstützen und ihnen zu sagen, dass selbst dann, wenn das Üben mühsam erscheint, es das Gehirn auf eine Weise formt, die man im Moment nicht immer sehen kann. „Versuchen Sie es weiter", sagte sie. „Jeder Versuch zählt, selbst die, die sich wie ein Scheitern anfühlen. Ihr Gehirn hört immer zu."

Kapitel 5: Das emotionale Gehirn und Neuroplastizität

Emotionen spielen eine weitaus größere Rolle bei der Neuroplastizität, als den meisten Menschen bewusst ist. Während Wiederholung und Übung die Struktur von Lernen und Genesung bilden, liefern Emotionen die Energie, die diese Prozesse antreibt. Das Gehirn ist keine Maschine, die isoliert arbeitet; es reagiert intensiv auf Gefühle wie Freude, Angst, Frustration, Motivation und Liebe. Diese Emotionen aktivieren Neurotransmitter und Hormone, die beeinflussen, wie stark neuronale Wege entstehen oder wieder verschwinden. Positive Emotionen können Lernen und Genesung beschleunigen, während chronischer Stress und negative Gefühle Fortschritte verlangsamen oder sogar blockieren können.

Das limbische System, zu dem die Amygdala, der Hippocampus und Teile des präfrontalen Cortex gehören, steuert die emotionale Verarbeitung. Die Amygdala ist dafür verantwortlich, Bedrohungen zu erkennen und Angstreaktionen auszulösen, während der Hippocampus dabei hilft, Erfahrungen in Erinnerungen umzuwandeln. Wenn wir uns emotional mit etwas verbunden fühlen – sei es durch Begeisterung, Neugier oder Empathie – wird der

Hippocampus aktiver und speichert diese Erfahrungen tiefer im Gedächtnis. Deshalb bleiben emotional aufgeladene Erinnerungen oft länger bestehen und deshalb ist emotionale Beteiligung während der Therapie so wirkungsvoll.

Stress kann jedoch die Neuroplastizität stören. Wenn das Gehirn Gefahr wahrnimmt, setzt es Cortisol frei, ein Stresshormon, das den Körper auf Überleben vorbereitet. Kurze Stressphasen können die Konzentration schärfen, doch chronischer Stress hat den gegenteiligen Effekt. Hohe Cortisolspiegel reduzieren die Fähigkeit des Gehirns, neue Verbindungen zu bilden, und können sogar Neuronen im Hippocampus schädigen. Für Menschen in der Genesung bedeutet dies, dass Angst, Frustration und Sorgen den Heilungsprozess beeinträchtigen können. Zu lernen, emotionalen Stress zu bewältigen, ist daher ebenso wichtig für die Neuroplastizität wie körperliche oder kognitive Übungen.

Positive Emotionen wirken dagegen fördernd auf Wachstum und Reparatur. Dopamin, Serotonin und Oxytocin – oft als „Wohlfühl-Neurotransmitter" bezeichnet – steigern Motivation, Optimismus und Verbundenheit. Wenn Therapiesitzungen mit Ermutigung, Humor oder persönlicher Bedeutung gestaltet werden, wird das Gehirn empfänglicher für Veränderung. Ein Schlaganfallüberlebender, der Sprachübungen im Gespräch mit einem geliebten Menschen praktiziert, erlebt beispielsweise sowohl Wiederholung als auch emotionale Stimulation, was gemeinsam die Ergebnisse verstärkt. Emotionale Beteiligung gibt dem Gehirn einen Grund, sich für eine Aktivität zu interessieren, wodurch es wahrscheinlicher wird, dass es sie speichert und verbessert.

Dieser emotionale Einfluss erklärt auch, warum Beziehungen und soziale Unterstützung während der Genesung so wichtig sind. Menschliche Verbindung liefert eine stetige Quelle positiver Verstärkung, die hilft, Motivation aufrechtzuerhalten, wenn Fortschritte langsam erscheinen. Isolation hingegen kann die Reaktionsfähigkeit des Gehirns verringern und Gefühle der Hoffnungslosigkeit hervorrufen, die den Heilungsprozess untergraben. Empathie, Ermutigung und echte Fürsorge können neuronales Wachstum oft sogar nach langen Stillständen wieder anregen. Heilung ist daher nicht nur ein körperlicher oder kognitiver Prozess, sondern auch ein zutiefst emotionaler.

Das Verständnis der Beziehung zwischen Emotion und Neuroplastizität verändert unsere Herangehensweise an Genesung. Es erinnert uns daran, dass Heilung mehr als Disziplin erfordert – sie braucht Mitgefühl, Freude und Geduld. Emotionale Zustände beeinflussen die Biologie, indem sie bestimmen, wie sich das Gehirn neu vernetzt. Jedes Lächeln, jeder Moment der Dankbarkeit und jeder kleine

Erfolg setzt chemische Botenstoffe frei, die neue Verbindungen stärken. Indem wir positive Emotionen fördern und Stress bewältigen, schaffen wir die ideale Umgebung für das Gehirn, um zu wachsen, sich anzupassen und zu gedeihen.

Rehabilitation für Marcus

Als Marcus nach einem Motorradunfall mit seiner Rehabilitation begann, war er von Frustration erfüllt. Einst ein selbstbewusster und sportlicher Mann, kämpfte er nun damit, einen Löffel zu heben oder seine Schuhe zu binden. Jede Sitzung mit seinem Therapeuten fühlte sich wie eine Erinnerung daran an, was er verloren hatte. Sein Ärger war ständig präsent, und seine Fortschritte schienen quälend langsam. Eines Tages unterbrach sein Therapeut die Übung und sagte ruhig: „Marcus, dein Körper folgt deinem Gehirn, und dein Gehirn folgt deinen Emotionen. Lassen Sie uns zuerst daran arbeiten.“

Zunächst verstand er nicht, was sie meinte. Für ihn ging es in der Therapie um Bewegung, nicht um Gefühle. Doch mit der Zeit erkannte er, wie sehr seine Wut und Verzweiflung seine Motivation erschöpften. Die Therapeutin führte Achtsamkeitstechniken ein, um ihm zu helfen, seine Gedanken vor jeder Sitzung zu beruhigen. Er übte tiefes Atmen und konzentrierte sich auf Dankbarkeit für kleine Erfolge – zum

Beispiel darauf, dass er seine Finger wieder bewegen konnte. Allmählich bemerkte er, dass sein Körper besser reagierte, wenn er mit einem ruhigeren Geist an die Therapie heranging. Übungen, die zuvor unmöglich erschienen waren, verbesserten sich Schritt für Schritt.

Eines Tages, während einer besonders schwierigen Sitzung, kam seine Frau mit ihrer neugeborenen Tochter in den Raum. Marcus hatte seit dem Unfall Angst gehabt, sie zu halten, weil er nicht sicher war, ob er genug Kontrolle über seine Bewegungen hatte. Die Therapeutin führte ihn durch die Bewegungen, und mit zitternden Händen hob er das Baby in seine Arme. Der Moment erfüllte ihn mit Emotionen – Angst, Freude und Liebe zugleich. Seine Frau lächelte mit Tränen in den Augen. Diese Erfahrung wurde zu einem Wendepunkt. Die emotionale Intensität des Augenblicks schien etwas in seinem Gehirn zu lösen, sodass die Bewegungen in den folgenden Wochen leichter wurden.

Marcus begann zu verstehen, dass Emotionen keine Hindernisse waren – sie waren Werkzeuge. Sein Therapeut erklärte ihm, dass sein Gehirn Dopamin und Serotonin freisetzte, wenn er sich verbunden, hoffnungsvoll und engagiert fühlte, was seine Konzentration und motorische Kontrolle verbesserte. Ermutigt begann Marcus jede Sitzung damit, seine Lieblingsmusik zu hören und den Rhythmus zu nutzen, um seine Bewegungen zu steuern. Die Lieder, die früher im Hintergrund seiner Trainingsläufe liefen, wurden nun zum Soundtrack seiner Genesung.

Monate vergingen, und Marcus' Fortschritte beschleunigten sich. Er lachte mehr, vertiefte die Verbindung zu seiner Familie und begann, andere Patienten in der Therapie zu unterstützen. Er bemerkte, dass seine eigene Motivation stärker wurde, wenn er andere ermutigte. Anderen zu helfen gab ihm einen Sinn, der wiederum die Plastizität seines Gehirns förderte. Emotionen hatten sich von einer Quelle des Schmerzes zu einer Quelle der Stärke verwandelt.

Rückblickend erkannte Marcus, dass seine Genesung ebenso emotional wie körperlich gewesen war. Sein Gehirn hatte gelernt zu heilen, weil er gelernt hatte zu hoffen. Die Wut, die ihn einst zurückhielt, war durch Dankbarkeit und Freude ersetzt worden, und diese Emotionen hatten sein Gehirn von innen heraus neu geformt. Jahre später, als er bei einer Rehabilitationsveranstaltung sprach, sagte er zum Publikum: „Das Gehirn heilt am besten, wenn das Herz den Weg weist." Seine Reise wurde zu einem lebendigen Beispiel dafür, wie Emotionen die Neuroplastizität antreiben und aus Herausforderungen neue Stärke entstehen lassen.

Kapitel 6: Alter und Neuroplastizität

Viele Jahre lang glaubten Wissenschaftler, dass die Fähigkeit des Gehirns, sich zu verändern und anzupassen, nach der Kindheit stark abnimmt. Die verbreitete Annahme war, dass das Gehirn, sobald es ausgereift ist, weitgehend festgelegt sei und nur wenig Raum für neues Wachstum lasse. Die moderne Neurowissenschaft hat dieses Missverständnis jedoch widerlegt. Heute wissen wir, dass Neuroplastizität ein Leben lang anhält. Zwar kann sie in der Jugend schneller stattfinden, doch auch Erwachsene und sogar ältere Menschen behalten die Fähigkeit, ihr Gehirn durch Lernen, Übung und Genesung neu zu vernetzen. Diese Erkenntnis hat unser Verständnis von Altern, Heilung und lebenslangem Lernen grundlegend verändert.

Bei Kindern erreicht die Neuroplastizität ihren Höhepunkt. Das junge Gehirn ist wie weicher Ton – formbar und bereit, sich anzupassen. Jede Erfahrung, vom Spracherwerb bis zur Entwicklung sozialer Fähigkeiten, formt neuronale Netzwerke, die zukünftiges Verhalten und Fähigkeiten bestimmen. Kinder erholen sich oft schneller von Hirnverletzungen, weil ihre neuronalen Schaltkreise noch in der Entwicklung sind und sich leichter um beschädigte Bereiche herum neu organisieren können. Diese Flexibilität bringt jedoch auch weniger

Stabilität mit sich, weshalb Gewohnheiten – sowohl gute als auch schlechte – in der Kindheit besonders leicht entstehen.

Erwachsene erleben eine andere Form der Plastizität. Obwohl das Gehirn mit zunehmendem Alter stabiler wird, behält es die Fähigkeit zu gezieltem Wachstum. Erwachsene benötigen möglicherweise mehr Wiederholung und konzentrierte Anstrengung, um dauerhafte Veränderungen zu erreichen, profitieren jedoch gleichzeitig von der Struktur und dem Wissen, das ihre Erfahrungen mit sich bringen. Das erwachsene Gehirn kann neue Sprachen lernen, neue Fähigkeiten entwickeln und sich von Verletzungen erholen, indem es bestimmte neuronale Wege durch bewusste Übung stimuliert. Der Schlüssel liegt in der kontinuierlichen Aktivität – das Gehirn mit bedeutungsvollen und abwechslungsreichen Herausforderungen aktiv zu halten.

Bei älteren Erwachsenen verschwindet die Neuroplastizität nicht, doch sie verlangsamt sich. Diese Verlangsamung wird durch Faktoren wie reduzierte Durchblutung, Entzündungsprozesse und geringere mentale Stimulation beeinflusst. Studien zeigen jedoch, dass Senioren, die geistig und sozial aktiv bleiben, eine bessere kognitive Leistungsfähigkeit und emotionales Wohlbefinden aufrechterhalten. Aktivitäten wie Lesen, Rätsel lösen, ein Instrument lernen oder körperliche Bewegung können die neuronale Vernetzung verbessern. Tatsächlich ist körperliche Bewegung eine der effektivsten Methoden, um Neuroplastizität in jedem Alter zu fördern, da sie die Sauerstoffversorgung, die Durchblutung und die Freisetzung wachstumsfördernder Hormone im Gehirn steigert.

Auch die emotionale Gesundheit spielt eine entscheidende Rolle für die Neuroplastizität im Alter. Depression, Einsamkeit und chronischer Stress können neuronale Verbindungen schwächen und die Fähigkeit des Gehirns verringern, neue zu bilden. Im Gegensatz dazu fördern soziale Verbindungen, Sinnhaftigkeit und Neugier das fortgesetzte Wachstum des Gehirns. Je mehr ein Mensch sich in bedeutungsvolle Beziehungen und Aktivitäten einbringt, desto stärker bleibt seine Anpassungsfähigkeit. Es ist nicht das Alter, das die Neuroplastizität stoppt – sondern Inaktivität.

Das Wissen, dass Neuroplastizität ein lebenslanger Prozess ist, ermutigt Menschen in jeder Lebensphase, in ihre geistige und körperliche Entwicklung zu investieren. Ob durch das Erlernen neuer Fähigkeiten, soziale Kontakte oder das Praktizieren von Dankbarkeit – das Gehirn bleibt zur Veränderung fähig. Die Botschaft ist klar: Auch wenn wir die Zeit nicht anhalten können, können wir beeinflussen, wie unser Gehirn altert. Jede neue Herausforderung, jeder Moment der Neugier und jede Handlung der Ausdauer stärkt die Netzwerke, die definieren, wer wir sind. Das alternde Gehirn befindet sich nicht im Niedergang – es ist weiterhin ein Werk im Werden.

Kognitiver Abbau – oder doch nicht?

Als Eleanor achtzig Jahre alt wurde, begann sie kleine Dinge zu vergessen – wo sie ihre Schlüssel hingelegt hatte, welcher Tag gerade war oder ob sie ihre Morgenmedikamente bereits genommen hatte. Ihr Arzt erwähnte die Möglichkeit eines leichten kognitiven Abbaus, ein Ausdruck, der ihr Angst machte. Doch statt sich dem Gedanken zu ergeben, dass ihre besten Jahre hinter ihr lagen, beschloss sie herauszufinden, wozu ihr Gehirn noch fähig war. Sie meldete sich zu einem Kunstkurs im Gemeindezentrum an – etwas, das sie schon immer hatte ausprobieren wollen, wofür sie jedoch nie Zeit gefunden hatte.

Anfangs waren die Unterrichtsstunden schwierig. Ihre Hände zitterten leicht, als sie versuchte, den Pinsel ruhig zu halten, und sie verwechselte oft die Farben. Doch sie übte weiter. Jede Stunde forderte ihr Gehirn heraus, Bewegung, Gedächtnis und Kreativität zu koordinieren. Ihr Lehrer ermutigte sie, sich nicht auf Perfektion, sondern auf Ausdruck zu konzentrieren. Mit der Zeit wurden ihre Pinselstriche sicherer, und ihre Bilder begannen Gestalt anzunehmen. Sie bemerkte, dass sie sich jede Woche leichter an Farbkombinationen und Techniken erinnern konnte. Ihr Gehirn, so wurde ihr klar, lernte wieder.

Außerhalb des Unterrichts nahm Eleanor weitere Veränderungen vor. Sie trat einem Buchclub bei, begann tägliche Spaziergänge und machte leichte Übungen, um ihr Gleichgewicht zu verbessern. Je mehr sie sich mit anderen Menschen austauschte, desto wacher fühlte sie sich. Ihre Tochter bemerkte, dass ihre Gespräche lebendiger geworden waren und dass sie mehr Energie ausstrahlte. Eleanor kannte vielleicht nicht die wissenschaftliche Erklärung dafür, doch sie spürte, dass sich in ihrem Inneren etwas veränderte. Ihre Welt wurde größer, nicht kleiner.

Bei einem ihrer Arztbesuche war ihr Arzt überrascht zu sehen, dass sich ihre Gedächtnistests verbessert hatten. Er erklärte ihr, dass die Aktivitäten, die sie ausübte – Malen, Lesen, Bewegung und soziale Kontakte – alle die Neuroplastizität anregten. Neue neuronale Wege wurden gebildet und bestehende gestärkt. Eleanor lächelte, als sie das hörte. Sie hatte immer geglaubt, dass Neugier den Geist jung hält, und nun hatte sie den Beweis dafür.

Einige Monate später organisierte Eleanor gemeinsam mit ihren Klassenkameraden eine kleine Kunstausstellung.

Freunde, Familie und Nachbarn kamen, um ihre Werke zu sehen. Während sie neben ihren Bildern stand, dachte sie darüber nach, wie weit sie seit diesem ersten unsicheren Pinselstrich gekommen war. Das Malen hatte nicht nur ihre Koordination und Konzentration verbessert, sondern auch ihr Selbstvertrauen und ihre Lebensfreude neu entfacht. Ihr Geist fühlte sich wieder lebendig an.

In ihren späteren Jahren wurde Eleanor zu einer Verfechterin des lebenslangen Lernens im Seniorenzentrum. Oft sagte sie zu neuen Teilnehmern: „Dein Gehirn hört nicht auf zu wachsen, nur weil du älter geworden bist. Du musst ihm nur etwas geben, worauf es wachsen kann.“ Ihre Geschichte wurde zu einem Hoffnungsschimmer für andere, die glaubten, Altern bedeute automatisch Abbau. Durch ihre Entschlossenheit bewies sie, dass das Alter die Neuroplastizität nicht beendet – es eröffnet lediglich ein neues Kapitel der Entdeckung.

Kapitel 7: Neuroplastizität beim Lernen und bei der Entwicklung von Fähigkeiten

Lernen ist eines der eindrucksvollsten Beispiele für Neuroplastizität. Jedes Mal, wenn wir eine neue Fähigkeit erwerben – sei es ein Instrument zu spielen, eine Sprache zu lernen oder ein komplexes Problem zu lösen – verändert sich das Gehirn physisch. Neuronen bilden neue Verbindungen, bestehende Wege werden gestärkt, und verschiedene Regionen des Gehirns organisieren sich neu, um die neue Aktivität zu unterstützen. Dieser Prozess macht uns nicht nur geschickter; er formt buchstäblich die Struktur unseres Gehirns neu. Jeder Lernvorgang ist ein Akt der Selbstveränderung und zeigt, dass Wachstum nicht nur psychologisch, sondern auch biologisch ist.

Wenn wir beginnen, etwas Neues zu lernen, arbeitet das Gehirn zunächst ineffizient. Neuronale Signale müssen über ungewohnte Wege reisen, und Fehler sind häufig. Doch mit zunehmender Übung werden bestimmte Wege verstärkt, während andere nach und nach verschwinden. Das Gehirn beginnt, seine Leistung zu optimieren, indem es die nützlichsten Netzwerke stärkt und überflüssige Verbindungen abbaut. Deshalb sind Wiederholung, Beständigkeit und

Rückmeldung entscheidend für den Lernprozess. Je häufiger eine Fähigkeit geübt wird, desto schneller und automatischer wird sie. Mit der Zeit reorganisiert sich das Gehirn so, dass es die Aufgabe mit minimalem bewussten Aufwand ausführen kann.

Verschiedene Arten des Lernens aktivieren unterschiedliche Bereiche des Gehirns, doch sie alle beruhen auf denselben Prinzipien der Neuroplastizität. Motorisches Lernen, etwa Tanzen oder Schreiben, stärkt das Kleinhirn und den motorischen Cortex. Kognitives Lernen, wie das Studium von Mathematik oder Sprachen, aktiviert besonders den präfrontalen Cortex und die Temporallappen. Emotionales Lernen – etwa Empathie oder Resilienz – formt das limbische System. Diese Prozesse arbeiten zusammen und machen Lernen zu einer Erfahrung, an der das gesamte Gehirn beteiligt ist. Was wir regelmäßig tun, verankert sich nicht nur im Gedächtnis, sondern auch in der Architektur des Gehirns selbst.

Rückmeldung ist ein weiterer entscheidender Faktor für Neuroplastizität. Wenn wir Feedback erhalten – sei es von einem Lehrer, Trainer oder einem technischen Gerät – hilft es dem Gehirn, die Leistung zu bewerten und seine neuronalen Wege entsprechend anzupassen. Korrigierendes Feedback stärkt richtige Verbindungen und schwächt fehlerhafte.

Deshalb ist Versuch und Irrtum so effektiv beim Erlernen neuer Fähigkeiten: Fehler veranlassen das Gehirn, nach besseren Lösungen zu suchen. Mit jeder Wiederholung verfeinern sich die neuronalen Netzwerke und führen allmählich zu Meisterschaft.

Motivation spielt ebenfalls eine wesentliche Rolle beim Lernen. Der Neurotransmitter Dopamin fördert Neugier und belohnt Anstrengung, wodurch ein Gefühl der Zufriedenheit entsteht, das zum Weiterüben motiviert. Wenn Lernen mit Sinn oder Leidenschaft verbunden ist, steigt der Dopaminspiegel, was die Bildung neuer Verbindungen beschleunigt. Das bedeutet, dass die effektivsten Lernenden nicht unbedingt diejenigen sind, die am härtesten arbeiten, sondern diejenigen, die Bedeutung in ihrem Tun finden. Das Gehirn entfaltet sein Potenzial am besten, wenn Lernen relevant, interessant und mit einem größeren Ziel verbunden ist.

Das Verständnis der Verbindung zwischen Lernen und Neuroplastizität ermöglicht es jedem Menschen, effizienter Fortschritte zu machen. Es beseitigt die Illusion einer festen Intelligenz oder eines angeborenen Talents und ersetzt sie durch die Wahrheit der Anpassungsfähigkeit. Das Gehirn ist ein dynamisches Organ, das sich durch Engagement, Konzentration und Wiederholung ständig neu vernetzt. Ob Sie

Klavier spielen lernen, eine neue Sprache sprechen oder sich von einer neurologischen Verletzung erholen – das Prinzip ist dasselbe: Jede Wiederholung, jede Herausforderung und jeder Moment konzentrierter Übung verändert das Gehirn in seinem Kern.

Die Kraft der Geige

Als Adrian mit fünfundvierzig beschloss, Geige zu lernen, dachten viele seiner Freunde, es sei nur ein vorübergehendes Hobby. Er hatte keinen musikalischen Hintergrund, keine Ausbildung und nur wenig freie Zeit zwischen Arbeit und Familie. Doch nachdem er jahrelang seiner Tochter beim Üben zugehört hatte, begann ihn zu faszinieren, wie mühelos sie spielte. Er fragte sich, ob sein eigenes Gehirn, längst im Erwachsenenalter angekommen, noch etwas völlig Neues lernen konnte. Seine erste Unterrichtsstunde war ernüchternd. Der Bogen quietschte über die Saiten, sein Rhythmus stimmte nicht, und seine Finger wollten einfach nicht gehorchen. Doch sein Lehrer beruhigte ihn: „Dein Gehirn kennt den Weg noch nicht. Gib ihm Zeit – es wird ihn lernen."

Adrian begann, jeden Tag dreißig Minuten zu üben. Anfangs fühlte es sich hoffnungslos an. Seine Finger schmerzten, und seine Koordination hinkte seinen Absichten hinterher. Doch mit den Wochen begann sich etwas zu verändern. Die Klänge wurden weniger chaotisch, sein Timing stabiler. Ihm wurde klar, dass sich sein Gehirn langsam anpasste. Jede Übungseinheit fühlte sich wie ein kleiner Kampf zwischen Frustration und Ausdauer an, doch tief in seinem Inneren wusste er, dass Fortschritt stattfand.

Monate später nahm sein Lehrer eine seiner Übungssitzungen auf und spielte sie ihm vor. Adrian war erstaunt, wie viel besser er klang als bei seinem ersten Versuch. Sein Gehirn hatte sich still und leise durch Wiederholung neu vernetzt und die Verbindungen zwischen den auditiven, motorischen und sensorischen Bereichen gestärkt. Jeder Fehler war ein Signal gewesen, sich anzupassen, zu verfeinern und zu verbessern. Das Feedback durch das Anhören seiner eigenen Aufnahme beschleunigte diesen Prozess, da er Muster erkannte und korrigieren konnte.

Mit wachsendem Selbstvertrauen wuchs auch seine Freude. Er freute sich immer mehr auf das Üben und verlor beim Spielen oft das Zeitgefühl. Die Musik begann natürlicher zu fließen, und was einst mechanisch gewirkt hatte, wurde ausdrucksstark. Sein Lehrer erklärte ihm, dass dieser Wandel eine tiefere Ebene der Neuroplastizität widerspiegelte. Die Fähigkeit hatte sich von bewusster Anstrengung zu automatischer Ausführung entwickelt. Sein Gehirn hatte spezielle Wege geschaffen, die es ihm ermöglichten zu spielen, ohne jede Bewegung bewusst zu kontrollieren.

Eines Tages spielte seine Tochter gemeinsam mit ihm ein Duett. Während sie zusammen musizierten, spürte Adrian etwas Besonderes. Die Jahre zwischen ihnen verschwanden, ersetzt durch einen gemeinsamen Rhythmus und eine tiefe Verbindung. Die Freude am Lernen hatte sich in die Freude am gemeinsamen Schaffen verwandelt. Er erkannte, dass seine Motivation – der Wunsch, sich mit seiner Tochter zu verbinden – der Treibstoff gewesen war, der die Veränderung seines Gehirns möglich gemacht hatte. Jede Note spiegelte die Mühe, Geduld und Emotion wider, die er in diesen Weg investiert hatte.

Rückblickend erkannte Adrian, dass das Geigespielen nie nur um Musik gegangen war. Es ging darum, sich selbst zu beweisen, dass auch das erwachsene Gehirn weiterhin wachsen kann. Seine Geschichte wurde zu einer Erinnerung daran, dass Lernen keine Altersgrenze hat und dass die Entwicklung von Fähigkeiten immer möglich ist, wenn sie von Sinn und Motivation getragen wird. Oft sagte er zu seinen Freunden: „Dein Gehirn ist immer bereit zu lernen – du musst ihm nur einen Grund geben." Die Geige wurde zu seinem Symbol der Ausdauer, zum Klang der Neuroplastizität in Bewegung.

Kapitel 8: Neuroplastizität und Technologie

Technologie ist zu einem der wirkungsvollsten Werkzeuge geworden, um Neuroplastizität zu fördern. Von Gehirnbildgebung bis hin zu Virtual-Reality-Therapie ermöglichen moderne Innovationen Wissenschaftlern und Ärzten, den Prozess der neuronalen Neuvernetzung zu beobachten, zu stimulieren und sogar zu beschleunigen. Während Genesung und Lernen früher ausschließlich auf menschlicher Anstrengung beruhten, bietet Technologie heute Rückmeldung, Präzision und Motivation auf eine Weise, die früher unmöglich war. Diese Durchbrüche haben Rehabilitation, Bildung und unser Verständnis menschlichen Potenzials revolutioniert.

Funktionelle Magnetresonanztomographie (fMRT) und PET-Scans haben Forschern beispiellose Einblicke in die Veränderungen des Gehirns ermöglicht. Durch die Messung von Durchblutung und Aktivität zeigen diese Methoden, welche Gehirnregionen bei bestimmten Aufgaben aktiv sind. Sie haben bestätigt, was früher nur Theorie war: Das Gehirn organisiert sich physisch neu, wenn wir neue Fähigkeiten lernen oder uns von Verletzungen erholen. Mit diesem Wissen können Therapien heute an die individuellen Gehirnmuster jeder Person angepasst werden, wodurch personalisierte und effektivere Behandlungen möglich werden.

Virtuelle Realität (VR) hat sich als besonders vielversprechendes Werkzeug in der Neurorehabilitation erwiesen. VR-Umgebungen versetzen Patienten in simulierte Erfahrungen, die mehrere Sinne gleichzeitig ansprechen. Für Schlaganfallüberlebende kann dies bedeuten, das Greifen oder Gehen in einem sicheren, kontrollierten Raum zu üben. Für Menschen, die sich von Traumata erholen, ermöglicht es positive Erfahrungen, die emotionale Reaktionen neu trainieren. Durch die Kombination visueller, auditiver und taktiler Rückmeldungen stärkt VR neuronale Verbindungen schneller als traditionelle Methoden, da sie die Belohnungs- und Motivationssysteme des Gehirns aktiviert und gleichzeitig Wiederholung fördert.

Auch künstliche Intelligenz verändert Therapien, die auf Neuroplastizität basieren. KI-gesteuerte Programme können die Leistung eines Patienten analysieren und den Schwierigkeitsgrad von Übungen in Echtzeit anpassen, sodass sie herausfordernd, aber erreichbar bleiben. Diese Systeme schaffen eine personalisierte Rückkopplungsschleife, die dem Lernprozess des Gehirns ähnelt – durch Versuch, Fehler und Anpassung. KI wird auch eingesetzt, um Gehirnsignale für Kommunikationsgeräte zu entschlüsseln, wodurch Menschen mit Lähmungen ihre Gedanken und Emotionen über neuronale Schnittstellen ausdrücken können. Dies stellt nicht nur Kommunikation wieder her, sondern aktiviert auch ruhende neuronale Netzwerke und fördert eine weitere Reorganisation des Gehirns.

Tragbare Technologien und mobile Anwendungen ermöglichen es heute, die kognitive und emotionale Gesundheit täglich zu beobachten und zu verbessern. EEG-Stirnbänder, Achtsamkeits-Tracker und Gedächtnistrainingsplattformen messen Gehirnaktivität und liefern Feedback, das zu konsequenter Übung motiviert. Selbst einfache Werkzeuge wie Sprachlern- oder Puzzle-Apps nutzen Wiederholung und Verstärkung, um Neuroplastizität zu fördern. Indem sie Therapie in interaktive und spielerische Erfahrungen verwandeln, machen diese Technologien Gehirntraining für Millionen von Menschen außerhalb klinischer Einrichtungen zugänglich.

Die Rolle der Technologie bei der Neuroplastizität besteht nicht darin, die natürlichen Prozesse des Gehirns zu ersetzen, sondern sie zu verstärken. Das menschliche Gehirn bleibt der Motor der Veränderung; Technologie liefert lediglich die Werkzeuge, um diesen Prozess zu lenken und zu beschleunigen. Mit zunehmendem Verständnis der Neurowissenschaften eröffnet die Kombination aus menschlicher Entschlossenheit und technologischer Innovation immer neue Möglichkeiten für Genesung und Leistungsfähigkeit. Von Gehirn-Computer-Schnittstellen bis zu KI-gestützten Lernsystemen hat Technologie deutlich gemacht, dass Neuroplastizität nicht durch Biologie begrenzt ist – sie wird durch Vorstellungskraft erweitert.

Leahs Geschichte

Als Leah mit fünfzig Jahren einen Schlaganfall erlitt, war sie entschlossen, ihre Unabhängigkeit zurückzugewinnen. Die traditionelle Therapie half zwar, doch der Fortschritt war langsam und Frustration machte sich breit. Ihre Therapeutin schlug vor, ein neues Virtual-Reality-Programm auszuprobieren, das speziell für die Schlaganfallrehabilitation entwickelt worden war. Leah war zunächst skeptisch und fragte sich, wie Videospiele ihr helfen sollten, wieder laufen zu lernen. Dennoch entschied sie sich, es zu versuchen. Als sie zum ersten Mal die VR-Brille aufsetzte, fand sie sich in einem digitalen Garten wieder, voller Licht, Klang und Farben. Eine sanfte Stimme forderte sie auf, nach leuchtenden Kugeln zu greifen, die in der Luft schwebten.

Anfangs waren ihre Bewegungen zögerlich und unbeholfen. Ihr rechter Arm reagierte kaum, und sie fühlte sich unsicher und verlegen. Doch der virtuelle Garten reagierte sofort –

jeder erfolgreiche Griff löste ein Aufblitzen von Licht und Klang aus und belohnte ihre Anstrengung. Dieses Feedback brachte sie zum Lächeln, etwas, das während der Therapie seit Monaten nicht mehr geschehen war. Mit der Zeit wurden die Sitzungen immer spannender. Sie begann, sich auf das tägliche Training zu freuen und versuchte, ihre bisherigen Ergebnisse zu übertreffen. Was sich früher wie mühsame Rehabilitation angefühlt hatte, wurde zu einem Spiel.

Wochen wurden zu Monaten, und Leahs Fortschritte im realen Leben begannen ihre virtuellen Erfolge widerzuspiegeln. Sie konnte ihren Arm höher heben, Gegenstände länger halten und sogar einfache Aufgaben im Haushalt bewältigen. Ihre Therapeutin erklärte ihr, dass das VR-System mehrere Bereiche ihres Gehirns gleichzeitig aktiviert hatte – motorische, sensorische und emotionale Regionen –, die gemeinsam daran arbeiteten, verlorene Verbindungen wieder aufzubauen. Die Technologie hatte kein Wunder vollbracht; sie hatte lediglich die natürliche Anpassungsfähigkeit ihres Gehirns genutzt.

Ermutigt durch ihren Erfolg begann Leah, weitere digitale Werkzeuge zu nutzen, um ihre Fortschritte fortzusetzen. Sie lud eine Achtsamkeits-App herunter, die sie täglich durch Atemübungen führte, sowie ein Gedächtnistrainingsspiel, das ihren Geist aktiv hielt. Jedes dieser Technologien wurde Teil ihrer Heilungsroutine. Sie begann, ihr Smartphone, ihr Tablet und ihr VR-Headset nicht mehr als Ablenkungen zu sehen, sondern als Verbündete in ihrer Genesung. Ihr Zuhause, das einst von Frustration geprägt war, erfüllte sich nun mit den Geräuschen des Fortschritts.

Monate später lud ihre Therapeutin sie zu einer Gruppensitzung ein, in der Patienten Gehirn-Computer-Schnittstellen verwendeten, um digitale Objekte allein mit ihren Gedanken zu steuern. Als Leah zum ersten Mal einen kleinen Cursor auf dem Bildschirm nur durch Konzentration bewegte, begann sie zu weinen. Diese Erfahrung erinnerte sie daran, wie weit sie gekommen war – von der Schwierigkeit, ihre Hand zu heben, bis hin dazu, einen Computer mit ihrem Geist zu steuern. Die Technologie hatte ihr einen Blick auf das grenzenlose Potenzial des menschlichen Gehirns gegeben.

Rückblickend erkannte Leah, dass Technologie ihre Anstrengung nicht ersetzt, sondern verstärkt hatte. Bildschirme, Sensoren und Simulationen waren Werkzeuge gewesen, doch die wahre Veränderung kam aus ihr selbst. Ihr Wille zu heilen, kombiniert mit der Fähigkeit der Technologie, die Plastizität ihres Gehirns zu lenken, hatte ihr Leben verändert. Als sie Jahre später auf einer Rehabilitationskonferenz sprach, sagte sie: „Die Maschinen haben mich nicht geheilt. Sie haben mir geholfen, mich daran zu erinnern, dass mein Gehirn es kann.“ Ihre Geschichte wurde zu einem Beispiel dafür, wie menschlicher Wille und technologische Innovation gemeinsam den Weg der Neuroplastizität formen.

Kapitel 9: Hindernisse für die Neuroplastizität

Obwohl Neuroplastizität dem Gehirn eine außergewöhnliche Fähigkeit zur Anpassung verleiht, können bestimmte Faktoren diesen Prozess verlangsamen, einschränken oder sogar umkehren. Das Verständnis dieser Hindernisse ist entscheidend, um Bedingungen zu schaffen, die Heilung und Wachstum fördern. Zu den häufigsten Barrieren für Neuroplastizität gehören chronischer Stress, Schlafmangel, schlechte Ernährung, emotionaler Stress, Inaktivität und negative Denkmuster. Jeder dieser Faktoren kann die Chemie des Gehirns stören und seine Fähigkeit verringern, neue Verbindungen zu bilden und zu stärken. Diese Hindernisse zu erkennen und zu bewältigen ist der erste Schritt, um ein Gehirn zu erhalten, das zu kontinuierlicher Erneuerung fähig ist.

Stress ist einer der bedeutendsten Hemmfaktoren der Neuroplastizität. Wenn das Gehirn Gefahr wahrnimmt – sei es durch reale Bedrohungen oder ständige Sorgen – setzt es Cortisol und Adrenalin frei. Diese Hormone bereiten den Körper auf Handlung vor, können jedoch schädlich sein, wenn sie über längere Zeit aktiv bleiben. Chronischer Stress überflutet das Gehirn mit Cortisol, was den Hippocampus beeinträchtigt, eine Region, die für Gedächtnis und Lernen entscheidend ist. Außerdem verringert Stress die Produktion des sogenannten brain-derived neurotrophic factor (BDNF), eines Proteins, das das Wachstum neuer Neuronen unterstützt. Ohne ausreichende Mengen an BDNF verlangsamt sich die Fähigkeit des Gehirns, sich anzupassen und neu zu vernetzen, erheblich.

Schlafmangel hat eine ähnlich schädliche Wirkung. Während des Schlafs konsolidiert das Gehirn Erinnerungen, beseitigt Abfallstoffe und repariert neuronale Verbindungen. Schlafmangel unterbricht diese Prozesse, schwächt bestehende Verbindungen und verhindert die Bildung neuer. Menschen, die regelmäßig weniger als sechs Stunden pro Nacht schlafen, erleben häufig eine verminderte Konzentration, emotionale Instabilität und eine reduzierte Lernfähigkeit. Schlaf ist kein passiver Zustand – er ist eine der aktivsten Phasen der Erneuerung des Gehirns und entscheidend für die Aufrechterhaltung neuroplastischer Gesundheit.

Auch die Ernährung spielt eine entscheidende Rolle. Das Gehirn ist auf bestimmte Nährstoffe angewiesen – Omega-3-Fettsäuren, Antioxidantien, Aminosäuren und Vitamine –, um optimal zu funktionieren. Eine Ernährung mit vielen verarbeiteten Lebensmitteln, Zucker und ungesunden Fetten kann Entzündungen verursachen, die die neuronale

Kommunikation stören. Im Gegensatz dazu liefern Ernährungsweisen, die reich an Obst, Gemüse, Vollkornprodukten und magerem Eiweiß sind, die Bausteine für Neurotransmitter und Myelin, das die neuronalen Bahnen schützt. Das Sprichwort „Du bist, was du isst“ gilt besonders stark für die Funktion des Gehirns. Eine nährstoffarme Ernährung entzieht dem Gehirn die Materialien, die es benötigt, um sich effektiv neu zu vernetzen.

Inaktivität und Isolation stellen eine weitere Gruppe von Hindernissen dar. Körperliche Bewegung erhöht den Sauerstoff- und Blutfluss zum Gehirn und stimuliert die Freisetzung von Wachstumsfaktoren, die die neuronale Reparatur fördern. Ein bewegungsarmer Lebensstil reduziert diese Vorteile, während soziale Isolation dem Gehirn emotionale und soziale Stimulation entzieht. Menschliche Verbindung ist ein wichtiger Motor der Neuroplastizität, weil sie Gehirnregionen aktiviert, die mit Empathie, Sprache und Problemlösung verbunden sind. Ohne regelmäßige körperliche und soziale Aktivität wird das Gehirn weniger flexibel, und kognitiver Abbau kann sich beschleunigen.

Schließlich spielt die Denkweise eine entscheidende Rolle. Negative Selbstgespräche und starre Überzeugungen – etwa „Ich kann mich nicht verändern“ oder „Ich bin zu alt, um noch zu lernen“ – können die Motivation schwächen und konsequente Anstrengung verhindern, wodurch der Neuvernetzungsprozess blockiert wird. Das Gehirn reagiert auf Erwartungen: Wenn wir glauben, dass Verbesserung möglich ist, setzt der Körper chemische Stoffe frei, die Lernen und Wachstum unterstützen. Wenn wir aufgeben, schalten sich dieselben Systeme ab. Hindernisse für Neuroplastizität zu überwinden erfordert daher mehr als Wissenschaft – es erfordert Vertrauen in die Fähigkeit des Gehirns, sich zu verändern. Der Geist muss den Körper auf dem Weg zur Heilung führen.

Henrys Wille zur Veränderung

Nach seinem Schlaganfall war Henry entschlossen, seine Selbstständigkeit zurückzugewinnen. Doch Wochen der Therapie machten ihn zunehmend mutlos. Seine Fortschritte waren langsam, und seine Frustration wuchs von Tag zu Tag. Er schlief kaum noch, während er nachts immer wieder über seine Misserfolge nachdachte. Seine Ernährung hatte sich auf Fast Food und Kaffee reduziert, und er vermied Freunde, die ihn besuchen wollten. Ohne es zu merken, arbeitete jede dieser Gewohnheiten still gegen die Fähigkeit seines Gehirns, sich zu erholen.

Eines Nachmittags bemerkte seine Therapeutin, dass Henrys Motivation nachgelassen hatte. Statt ihn durch eine weitere

Übung zu drängen, setzte sie sich zu ihm und fragte nach seinem Leben außerhalb der Therapie. Als er von seinen schlaflosen Nächten, seiner ständigen Angst und seiner Einsamkeit erzählte, erklärte sie ihm, dass all diese Faktoren starke Hindernisse für Neuroplastizität seien. „Dein Gehirn versucht sich neu zu vernetzen“, sagte sie, „aber Stress und Erschöpfung sind wie Störgeräusche im System. Wir müssen dieses Rauschen beruhigen, damit dein Gehirn sich auf Heilung konzentrieren kann.“ Ihre Worte trafen ihn tief. Zum ersten Mal verstand er, dass Genesung nicht nur von körperlicher Bewegung abhing – sondern davon, die richtigen Bedingungen für das Wachstum seines Gehirns zu schaffen.

Mit der Hilfe seiner Therapeutin begann Henry, seine tägliche Routine neu aufzubauen. Er ging jeden Abend zur gleichen Zeit ins Bett und ersetzte nächtliche Sorgen durch beruhigende Musik und Atemübungen. Seine Therapeutin ermutigte ihn, jeden Morgen kurze Spaziergänge zu machen, selbst wenn es nur bis zum Ende der Straße war. Die Bewegung brachte ihm frische Luft, Sonnenlicht und ein Gefühl von Erfolg. Außerdem begann er, mit der Hilfe einer Nachbarin, die ihn wöchentlich besuchte, gesündere Mahlzeiten zuzubereiten. Diese kleinen Veränderungen begannen, seine Denkweise zu verändern.

Im Laufe der Wochen bemerkte Henry subtile Verbesserungen. Seine Konzentration wurde stärker, und er begann, optimistischer zu denken. Er nahm wieder Kontakt zu alten Freunden auf, und ihre Besuche erfüllten sein Haus mit Lachen. Jedes Gespräch wurde zu einer Übung in Kommunikation und emotionaler Heilung. Der Stress, der einst seinen Geist belastet hatte, begann sich zu lösen, und seine Therapiesitzungen wurden produktiver. Er erkannte, dass er seinem Gehirn den Raum gegeben hatte, den es brauchte, um sich neu zu vernetzen, indem er die Hindernisse in seinem Umfeld reduzierte.

Monate später zeigte ihm sein Arzt einen neuen Gehirnscan. Die Aktivität in Regionen, die nach dem Schlaganfall ruhig gewesen waren, hatte zugenommen. Seine Genesung stagnierte nicht mehr – sie beschleunigte sich. Eine Welle von Dankbarkeit und Stolz erfüllte ihn. Der Mann, der einst geglaubt hatte, festzustecken, war nun ein Beispiel dafür geworden, was möglich ist, wenn Hindernisse entfernt werden. Sein Gehirn hatte auf seine Bemühungen mit neuer Stärke reagiert.

Rückblickend erkannte Henry, dass sein größtes Hindernis nicht der Schlaganfall selbst gewesen war, sondern der Stress, die Angst und die Gewohnheiten, die darauf gefolgt waren. Indem er diese Barrieren anging, hatte er die natürliche

Heilungsfähigkeit seines Gehirns freigesetzt. In Gruppentherapien begann er, mit anderen Patienten zu sprechen, und sagte ihnen oft: „Man kann keinen Baum im Sturm wachsen lassen. Beruhige zuerst den Wind – dann können die Wurzeln wachsen.“ Seine Geschichte wurde zu einer Lektion in Geduld und in der Bedeutung, ein Umfeld zu schaffen, in dem Neuroplastizität gedeihen kann.

Kapitel 10: Ein Gehirn fürs Leben aufbauen

Die Wissenschaft der Neuroplastizität offenbart eine wesentliche Wahrheit: Das Gehirn ist ein lebendiges System, das sich ständig neu formt – abhängig davon, wie wir es nutzen. Jeder Gedanke, jede Handlung und jede Emotion stärkt oder schwächt neuronale Verbindungen. Um ein Gehirn fürs Leben aufzubauen – eines, das scharf, anpassungsfähig und widerstandsfähig bleibt – müssen wir bewusst Gewohnheiten entwickeln, die Wachstum fördern. Dazu gehört die Pflege der körperlichen Gesundheit, geistige Aktivität, emotionale Balance und soziale Verbundenheit. Ein lebenslang anpassungsfähiges Gehirn ist kein Geschenk der Genetik; es ist das Ergebnis eines bewussten Lebensstils.

Körperliche Bewegung ist eine der wirkungsvollsten Möglichkeiten, Neuroplastizität zu erhalten. Bewegung erhöht die Sauerstoffversorgung und Durchblutung des Gehirns, stimuliert die Freisetzung von Wachstumsfaktoren wie BDNF und fördert die Bildung neuer Neuronen. Aktivitäten, die Bewegung mit Koordination verbinden – wie Tanzen, Schwimmen, Yoga oder Kampfsport – sind besonders effektiv, weil sie mehrere Gehirnregionen gleichzeitig aktivieren. Diese Aktivitäten fordern Gedächtnis, Gleichgewicht und

Konzentration heraus und fördern gleichzeitig die körperliche Gesundheit, wodurch eine Rückkopplung entsteht, die sowohl Körper als auch Geist stärkt.

Geistige Stimulation ist ebenso wichtig. Das Gehirn lebt von Neuheit und Herausforderung. Neue Fähigkeiten zu lernen, anspruchsvolle Texte zu lesen, Rätsel zu lösen oder kreative Aktivitäten zu verfolgen, hält neuronale Netzwerke aktiv und wachsend. Routine und Vorhersehbarkeit können zwar beruhigend sein, führen jedoch oft zu geistiger Stagnation. Indem wir das Gehirn neuen Erfahrungen aussetzen, fördern wir die Bildung neuer Verbindungen und beugen kognitivem Abbau vor. Ein Gehirn, das weiter lernt, ist ein Gehirn, das weiter wächst.

Emotionale Gesundheit spielt ebenfalls eine zentrale Rolle für die Neuroplastizität im Laufe des Lebens. Chronische Negativität und Stress können die Anpassungsfähigkeit des Gehirns schwächen, während positive Emotionen sie stärken. Praktiken wie Dankbarkeit, Achtsamkeit und bewusstes Atmen helfen, das Nervensystem zu beruhigen und die Freisetzung von Neurotransmittern zu regulieren. Diese emotionale Stabilität unterstützt Konzentration, Motivation und langfristiges Lernen. Ein ausgeglichener emotionaler Zustand ist wie fruchtbarer Boden – die Wurzeln des Gehirns wachsen stärker, wenn die Umgebung ruhig und unterstützend ist.

Auch soziale Interaktion fördert das Wachstum des Gehirns. Gespräche, Teamarbeit und Empathie aktivieren gleichzeitig mehrere neuronale Systeme, darunter jene für Sprache, Gedächtnis und emotionale Regulation. Starke Beziehungen bieten emotionale Sicherheit und geistige Stimulation – beides stärkt gesunde neuronale Netzwerke. Isolation hingegen entzieht dem Gehirn die Vielfalt und Rückmeldung, die es zum Gedeihen benötigt. Verbunden zu bleiben – durch Familie, Freunde oder Gemeinschaft – hilft dem Gehirn, flexibel und aktiv zu bleiben.

Das wichtigste Element lebenslanger Neuroplastizität ist Sinnhaftigkeit. Menschen, die Ziele verfolgen, die ihnen wirklich wichtig sind – sei es persönlich, kreativ oder gesellschaftlich – bleiben oft geistig wach und emotional erfüllt. Sinn gibt dem Gehirn einen Grund, engagiert zu bleiben, indem er Motivation, Bedeutung und Ausdauer verbindet. Er verwandelt Anstrengung in Wachstum. Ein Gehirn fürs Leben aufzubauen bedeutet, täglich Gewohnheiten zu wählen, die Neugier, Bewegung, Verbindung und Freude fördern. Das Ziel ist nicht Perfektion, sondern Fortschritt – eine stetige Verpflichtung, das grenzenlose Potenzial des Geistes zu nähren.

Nun sprechen wir über David

Als David mit fünfundsechzig in den Ruhestand ging, dachte er, er könne nach Jahrzehnten langer Arbeitszeiten und ständiger Verpflichtungen endlich ausruhen. Doch innerhalb eines Jahres begann er, sich unruhig und innerlich leer zu fühlen. Seine Tage verschwammen miteinander, gefüllt mit Fernsehen und alltäglichen Besorgungen. Er bemerkte, dass sein Gedächtnis nachließ – Namen, Termine, sogar vertraute Wege in seiner Stadt. Eines Nachmittags, als er zum dritten Mal an diesem Tag nach seinen Autoschlüsseln suchte, wurde ihm klar, dass aus Ruhe Stagnation geworden war. Er beschloss, sein Gehirn wieder herauszufordern.

Er begann klein und meldete sich zu einem Fotografie-Kurs im örtlichen Gemeindezentrum an. Die ersten Stunden waren frustrierend. Die technischen Begriffe verwirrten ihn, und die Knöpfe der Kamera fühlten sich ungewohnt unter seinen Fingern an. Doch die Herausforderung weckte etwas in ihm. Jede Unterrichtsstunde erforderte Konzentration, Geduld und Kreativität. Mit zunehmender Übung bemerkte er Fortschritte – nicht nur bei seinen Fotos, sondern auch in seiner geistigen Klarheit. Sich Kameraeinstellungen zu merken, Bildausschnitte zu gestalten und Fotos zu bearbeiten zwang sein Gehirn, neue Verbindungen zu bilden. Er fühlte sich wacher, präsenter und lebendiger.

Ermutigt durch seine Fortschritte fügte David seiner Routine morgendliche Spaziergänge hinzu. Er begann neue Wege zu erkunden und nahm oft seine Kamera mit, um das frühe Sonnenlicht einzufangen, das durch die Bäume fiel. Die Kombination aus körperlicher Bewegung und kreativer Konzentration ließ ihn stärker und ruhiger fühlen. Er erkannte, dass Bewegung und Achtsamkeit zusammenwirken können und sowohl Körper als auch Gehirn stärken. Sein Arzt bemerkte Verbesserungen in seiner Stimmung, seiner Energie und seiner kognitiven Leistungsfähigkeit. David hatte nicht nur seine Routine verändert – er hatte seine Biologie verändert.

Auch sein soziales Leben wuchs. Im Fotografiezentrum lernte er neue Freunde kennen, die seine Begeisterung für das Lernen teilten. Sie organisierten Wochenendausflüge, um gemeinsam zu üben, Ideen auszutauschen und zu lachen. Diese Verbindungen brachten Wärme und Sinn in sein Leben. Er freute sich auf Gespräche, Diskussionen über Kunst und die Freude, Schönheit durch die Augen anderer zu sehen. Die Freude an der Gemeinschaft aktivierte emotionale und kognitive Netzwerke, die jahrelang im Hintergrund geblieben waren.

Einige Monate später begann David, sich freiwillig in einem lokalen Jugendprogramm zu engagieren und Jugendlichen

Fotografie beizubringen. Sein Wissen weiterzugeben weckte ein neues Gefühl von Sinn. Zu sehen, wie seine Schüler lernten und wuchsen, erinnerte ihn an seinen eigenen Fortschritt. Sein Gehirn blieb wach, während er seine Lehrmethoden anpasste, Namen lernte und die kreativen Prozesse seiner Schüler unterstützte. Das Gefühl, etwas beitragen zu können, brachte ihm eine Erfüllung, die der Ruhestand allein nie gegeben hatte.

Rückblickend erkannte David, dass er mehr als nur ein Hobby aufgebaut hatte – er hatte ein Gehirn fürs Leben aufgebaut. Durch Bewegung, Lernen, Verbindung und Sinn hatte sein Geist eine neue Schärfe und Widerstandskraft entwickelt. Er hatte gelernt, dass Neuroplastizität mit dem Alter nicht verschwindet; sie reagiert darauf, wie wir leben. Oft sagte er zu seinen Schülern: „Fordert euren Geist heraus und teilt, was ihr lernt. So bleiben wir jung – innerlich und äußerlich.“ Seine Geschichte wurde zu einer bleibenden Erinnerung daran, dass die Fähigkeit des Gehirns zur Anpassung eine lebenslange Einladung zum Wachstum ist.

Epilog: Das lebendige Gehirn

Das menschliche Gehirn wird oft als ein Universum beschrieben, das in sich selbst enthalten ist – eine Galaxie aus Milliarden von Neuronen, von denen jedes das Potenzial zur Veränderung in sich trägt. Durch die Wissenschaft der Neuroplastizität verstehen wir heute, dass dieses Universum nicht statisch ist, sondern lebendig, dynamisch und ständig dabei, etwas Neues zu werden. Jede Erfahrung, jeder Gedanke und jeder Lernprozess verändert seine Landschaft. Die Geschichte des Gehirns ist daher auch die Geschichte der Evolution, die in jedem von uns stattfindet – Moment für Moment.

Die Entdeckungen, die in diesem Buch vorgestellt wurden, beweisen etwas Außergewöhnliches: Veränderung ist in jeder Lebensphase möglich. Das Gehirn hört nie auf zu wachsen. Es hört zu, reagiert und passt sich daran an, wie wir leben, denken und fühlen. Das ist nicht nur eine wissenschaftliche Wahrheit, sondern auch eine zutiefst menschliche. Es bedeutet, dass Heilung nach einer Verletzung, Lernen nach einem Misserfolg und Erneuerung nach Verlust in unserer Biologie verankert sind. Wir sind auf Resilienz programmiert. Neuroplastizität ist kein seltenes Phänomen – sie ist unser natürlicher Zustand.

Neuroplastizität wirklich zu verstehen bedeutet zu erkennen, dass jede Entscheidung, die wir treffen, ein Akt der Gestaltung unseres Geistes ist. Wenn wir Geduld üben, stärken wir die Wege der Ruhe. Wenn wir Neugier pflegen, verstärken wir die Schaltkreise der Entdeckung. Wenn wir vergeben, uns verbinden und lieben, vertiefen wir die Netzwerke, die Empathie und Freude tragen. Das Gehirn unterscheidet nicht zwischen körperlicher und emotionaler Übung; es speichert beides als Erfahrung. Jeder Gedanke wird zur Architektur, jedes Gefühl zu einem Pinselstrich im Gemälde dessen, wer wir werden.

Doch dieses Wissen bringt auch Verantwortung mit sich. Neuroplastizität bedeutet, dass wir keine passiven Beobachter unseres eigenen Geistes bleiben können. Die Muster, die wir wiederholen – unsere Gewohnheiten, Reaktionen und Überzeugungen – bestimmen die zukünftige Form unseres Gehirns. Wenn wir uns auf Angst oder Selbstzweifel konzentrieren, werden diese Wege stärker. Wenn wir Optimismus, Dankbarkeit und Sinn kultivieren, schlagen sie Wurzeln. Jeder Moment bietet die Möglichkeit, den Strom unserer Gedanken neu auszurichten und bewusst zu entscheiden, welche neuronalen Wege wir stärken und welche wir verblassen lassen. Der Bildhauer des Gehirns ist nicht die Zeit, sondern die Absicht.

Die Geschichten in diesem Buch haben gezeigt, dass selbst angesichts von Trauma oder Rückschritt das Gehirn zu erstaunlicher Erneuerung fähig bleibt. Ein Schlaganfallüberlebender lernt wieder zu malen; ein Kind mit Lernschwierigkeiten findet seine Stimme; ein älterer Mensch entdeckt durch Kunst neue Freude. Das sind keine Wunder – es sind natürliche Ausdrucksformen eines Systems, das darauf ausgelegt ist, sich anzupassen. Dieselben Prozesse, die uns helfen, Verluste zu überwinden, ermöglichen es uns auch, uns zu weiseren und mitfühlenderen Versionen unserer selbst zu entwickeln. Neuroplastizität gibt uns die Freiheit, neu zu definieren, was möglich ist.

Die Zukunft der Neurowissenschaft entfaltet sich weiter, und mit ihr entsteht eine neue Vision für die Menschheit. Während Technologie und Biologie zunehmend miteinander verschmelzen, Bildung sich weiterentwickelt und Medizin immer individueller wird, lernen wir, Neuroplastizität gezielt zu lenken. Doch die wichtigste Entdeckung bleibt zeitlos: Das stärkste Werkzeug zur Gestaltung des Gehirns ist weiterhin der menschliche Geist. Neugier, Mut und Verbindung sind die wahren Motoren der Veränderung. In Verbindung mit Wissen bilden sie eine Brücke zwischen Wissenschaft und Seele.

Ein besseres Gehirn zu entwickeln bedeutet, ein besseres Leben zu gestalten – und letztlich auch eine bessere Welt.

Unsere Fähigkeit zur Anpassung beschränkt sich nicht nur auf Neuronen; sie zeigt sich auch darin, wie wir miteinander umgehen, wie wir auf Herausforderungen reagieren und wie wir uns die Zukunft vorstellen. Die Flexibilität des Gehirns spiegelt die Widerstandskraft des menschlichen Herzens wider. Jedes Mal, wenn wir Wachstum statt Angst wählen, Mitgefühl statt Gleichgültigkeit und Anstrengung statt Aufgeben, nehmen wir an dem Wunder der Erneuerung teil, das die Neurowissenschaft gerade erst beginnt zu verstehen.

Am Ende lehrt uns die Neuroplastizität, dass das Gehirn niemals fertig ist – es schreibt weiter, baut weiter auf und lernt weiter. Ob wir uns von einer Verletzung erholen, neue Fähigkeiten erlernen oder nach Sinn suchen, unser Geist bleibt ein offenes System, das zu unendlicher Veränderung fähig ist. Die Reise geht weiter, geprägt von jeder Handlung, jeder Emotion und jeder Entscheidung, die wir treffen. Das Gehirn, mit dem Sie morgen aufwachen, wird nicht mehr genau dasselbe sein wie das, das Sie heute haben. Und genau diese Wahrheit macht das Menschsein so außergewöhnlich.

www.ingramcontent.com/pod-product-compliance
Lightning Source LLC
LaVergne TN
LVHW022024200926
848481LV00007B/2521

* 9 7 9 8 3 4 9 2 1 4 7 9 0 *